COMMENT ON SE DÉFEND

DE

LA VIEILLESSE

(La lutte pour la conservation de l'Énergie)

PAR

le Dr M. BARNAY

> « Les vieillards devraient être recon-
> naissants leur raisons pour dévorer
> les petits enfants. (XXX)
> « La durée normale de la vie est
> mise de 100 à 150 ans »
> L. de Beaugerie.

2ᵉ Édition

Prix : 1 franc

PARIS
ÉDITION MÉDICALE FRANÇAISE
20, RUE DE SEINE, 20

Tous droits réservés.

COMMENT ON SE DÉFEND

DE LA VIEILLÈSSÊ

2ᵉ Édition

OUVRAGES DU MÊME AUTEUR

Les alcaloïdes usuels (Alcaloïdes glucosides et principes
actifs tirés du règne végétal). Société d'éditions scientifiques, 2 vol. 6 fr.

*Étude physiologique et clinique sur la narcéine comparée
à la codéine et à la morphine* (épuisé).

*L'art de faire grandir les enfants dont la croissance est
en retard* (volume de la série des « Comment on
défend ») en préparation.

COMMENT ON SE DÉFEND

DE

LA VIEILLESSE

(La Lutte pour la conservation de l'Énergie)

PAR

Le Dr M. BARNAY

« Les vieillards des contes de fées avaient leurs raisons pour dévorer les petits enfants » (XXX).

« La durée normale de la vie humaine est de 160 à 180 ans.

(L. de Biologie).

2ᵉ Edition

Prix : 1 franc

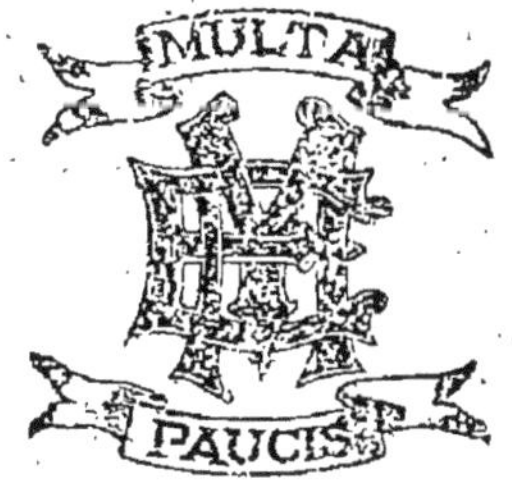

PARIS

L'ÉDITION MÉDICALE FRANÇAISE

29, RUE DE SEINE, 29

Tous droits réservés

AVANT-PROPOS

Une question qui préoccupe à bon droit les personnes ayant dépassé l'âge mûr, c'est le désir d'éloigner, le plus longtemps possible, la décrépitude et les infirmités de la vieillesse. « Conserver ses facultés physiques et intellectuelles jusqu'à la fin » est un *desideratum* que l'on entend chaque jour exprimer, d'une façon presque banale, par tout le monde. Chacun se révolte contre cette diminution de nous-même qui est la conséquence fatale de la vieillesse.

Beaucoup, au contraire, expriment l'avis qu'ils consentiraient volontiers à sacrifier une partie de ce qui leur reste à vivre, à la condition de conserver leur validité intellectuelle et physique *jusqu'au bout*.

Indiquer à tous, les moyens non seulement de rester valides sans diminuer leur longévité, mais en reculant au contraire, dans une large mesure, l'échéance inéluctable, tout en conservant « *mens sana in corpore sano* » une intelligence valide dans un corps sain, semble une œuvre qui n'est pas dépourvue d'intérêt.

Le serum contre la vieillesse n'est pas encore trouvé, et ne le sera probablement jamais, il serait imprudent à ceux qu'elle guette, de compter sur lui.

« On est allé trop vite en besogne, dit F. Helme, mais il ne pouvait en être autrement. D'une main audacieuse, l'humanité a renversé ses dieux, elle n'a plus d'espoir que dans la Science. C'est elle qui doit lui fournir la suprême victoire contre la misère, la maladie et la mort. Rien d'étonnant, donc, si, au moindre soupçon, elle s'enflamme ! le sujet, d'ailleurs, en vaut la peine. *Joindre à l'expérience, à la sagesse de l'âge mûr, la force et la gaîté de nos vingt ans, quel rêve !* »

Mais en attendant la découverte de l'éternelle jeunesse, l'humanité est loin d'être aussi désarmée qu'on a l'habitude de l'entendre dire chaque jour, et c'est ce que nous venons entreprendre de démontrer. Nous espérons montrer à nos lecteurs qu'il leur est possible de rester *valides* jusqu'à un âge très avancé.

Plus on reculera les bornes de la conservation de la vigueur physique et intellectuelle, plus on diminuera cette lamentable période où l'on s'en va morceaux par morceaux, faculté par faculté, plus on se rapprochera de la solution du problème : « Vivre vieux et rester valide jusqu'à la fin ».

Le meilleur, pour se préparer une longue et verte vieillesse, serait de s'y prendre dès sa jeunesse et de gaspiller le moins possible celle-ci.

Mais allez donc persuader de se ménager à des jeunes gens débordant de vitalité. Leur parler de vieillesse est leur tenir un langage qu'ils ne comprennent point encore. Cela est si loin d'eux, ou du moins leur semble si loin, qu'ils ne croient pas avoir encore à s'en préoccuper. Aussi continuent-ils et continueront-ils sans doute, sans se préoccuper de l'avenir, de « brûler leur poudre aux moineaux », jusqu'au jour où ils s'apercevront qu'elle se fait rare, qu'il ne leur en reste plus, ou presque plus.

Alors, mais alors seulement, ils songeront à se préoccuper des moyens propres à se défendre contre la vieillesse.

Nous devons donc, pour le moment du moins, supprimer de ce travail ce qui les concerne et prendre les hommes au moment précis que nous venons d'indiquer, c'est-à-dire quand la « poudre manque ou se fait rare ».

Aussi bien cette étude n'est-elle qu'un chapitre de l'étude générale qu'il reste à faire sur « *La Lutte contre la Vieillesse* ». Nous allons au plus pressé pour le moment, nous réservant ultérieurement de revenir en arrière et de traiter d'autres parties de cette question, qui prendront l'être humain à sa naissance, pour le suivre à toutes les périodes de son existence, jusqu'au moment où notre étude d'aujourd'hui le prend.

Nous allons au plus pressé, nous le répétons ; ceux qui en sont à ce point ne sauraient attendre, tandis que les autres croient que rien ne presse, aussi nous n'aurons aucun mal à les faire patienter.

COMMENT ON SE DÉFEND
DE LA VIEILLESSE

La Lutte pour la conservation de l'Énergie

CHAPITRE PREMIER

LA LUTTE CONTRE LA VIEILLESSE EST AUSSI VIEILLE QUE LA CIVILISATION

Singula de nobis anni prœdantur euntes : Dans leur course, les années nous ravissent des lambeaux de nous-mêmes, a dit le poète. Et rien ne nous est plus désagréable que cette chute insensible, mais fatale vers la vieillesse. Comme le Dr Faust, nous serions capables de donner notre âme au bon diable qui nous délivrerait du lourd fardeau de l'âge. Aussi, de tout temps, a-t-on cherché à éloigner l'hôte importun qui, sur le déclin, vient s'asseoir à notre chevet, dit le Dr Helme.

A l'aurore de l'humanité civilisée, l'homme usa de toutes les ressources de son imagination d'enfant pour trouver l'élixir de Jouvence. David mettait dans sa couche royale la jeune vierge qui devait lui rendre force et santé. Plus tard, à l'exemple de Cornaro de Venise, ou de Lessins le Hollandais, c'est à l'hygiène qu'on s'adressa pour conserver au corps sa vigueur première. Soyez sobres, disaient les uns, et vous resterez éternellement jeunes. Vivez joyeux, ripostaient les autres, il n'est pas de meilleure méthode. Et chacun, à l'envi, de citer des exemples pour étayer sa théorie.

D'autre part, si nous nous en rapportons à l'histoire, dit L. Joly, elle nous apprend que les alchimistes du moyen âge s'occupaient avec passion du grand œuvre, c'est-à-dire la découverte de la Pierre philosophale, laquelle devait avoir la propriété de changer tous les métaux en or. Mais à partir du treizième siècle, on attribue à la pierre philosophale une nouvelle propriété, celle de guérir les maladies et de *prolonger la durée de l'existence humaine.* Aussi, dès cette époque, constatons-nous, pour ainsi dire, deux classes d'alchimistes. A côté des Raymond Lulle, des Nicolas Flamel, etc., uniquement préoccupés de la transmutation des métaux en or, et jouissant plus ou moins de la faveur des rois, dont les caisses sont trop fréquemment vides, nous trouvons une autre classe d'adeptes, travaillant dans le demi-jour, à l'ombre des premiers. L'objet de leurs travaux est la découverte d'une médecine universelle, d'un *breuvage de vie,* d'une panacée à tous les maux, « guérir par la science tous les maux, tel est le secret de l'alchimie », a dit un de ces adeptes du seizième siècle.

Pour les alchimistes, le secret du « grand œuvre » consistait à extraire le principe de vie répandu dans toute la nature, à l'emprunter aux trois règnes et ensuite à la fixer en une seule essence.

En résumé, les alchimistes cherchaient un moyen de prolonger la vie en débarrassant l'économie d'une foule de malaises qui augmentent avec les années : ils appelaient cela la *régénération des vieillards*.

C'était par l'or qu'on espérait atteindre ce résultat, par l'or en élixir, poudre, etc., etc.

Il est certain que les anciens connaissaient les propriétés stimulantes de l'or sur toutes les fonctions de l'organisme, et qu'ils tiraient de son emploi des effets extrêmement utiles, surtout quand ils lui associaient l'acide phosphorique. Il est évident aussi qu'ils ont connu l'action de l'or sur les scrofules, sur la maladie décrite par Fracastor, et qu'ils les ont combattues au moyen des préparations d'or potable. Mais, comme leur but était avant tout, de produire la vigueur physique, de relever les forces, de faire disparaître une foule de malaises dans l'espoir de prolonger l'existence, on faisait usage des élixirs de vie d'une manière continue et pendant de longues années ; *c'est pourquoi ils ont obtenu des résultats qui ont provoqué l'admiration.*

Il paraît aussi qu'à l'époque de la Renaissance, l'or était considéré comme un moyen puissant de développer les forces vitales et qu'on le donnait même aux enfants. Brantôme en parle en différents endroits dans la « *Vie des Dames galantes* ».

« Chercher les lois de la régénération des organes, constitue non seulement un des problèmes les plus captivants de la biologie, dit M. Carnot, mais peut-être une des méthodes les plus rationnelles de la thérapeutique, puisqu'on peut ainsi avoir l'espérance de remplacer un organe déchu par un organe neuf et de guérir ainsi les états pathologiques causés par des insuffisances fonctionnelles. »

Chez l'homme, la régénération tend à se localiser et à être plutôt *fonctionnelle* que morphologique. Le problème de la régénération consiste donc à déterminer les causes de la multiplication cellulaire. Or, les corps embryonnaires de plantes ou d'animaux, contiennent différentes substances douées d'un pouvoir excitant d'ordre général. On a utilisé le jaune d'œuf pour provoquer localement des régénérations de foie. Donilenski a montré d'autre part l'action des lécithines si abondantes dans le corps embryonnaire sur la régénération générale. *Les vieillards des contes de fées avaient donc leurs raisons pour dévorer des nouveau-nés.* Sans imiter leur exemple, nous pouvons déduire des constatations scientifiques qui précèdent la possibilité de trouver dans les puissances de la nature, poussées au sein des organismes végétaux et animaux au moment du développement embryonnaire, une substance douée d'une puissance de régénération vitale, qui laisse bien loin derrière elle celle que trouvaient ces vieillards dans leurs féroces repas.

CHAPITRE II

DÉFINITION DE LA VIEILLESSE

Pour se défendre de la vieillesse il faut tout d'abord se rendre compte de ce que c'est. L'ennemi dont on connait bien les forces et la tactique est d'avance à moitié vaincu.

Ainsi en sera-t-il de la vieillesse. Lorsque nous saurons bien en quoi elle consiste, par quel mécanisme elle se produit, nous aurons fait faire un grand pas à la question et nous serrerons de près le problème de la lutte contre ses empiètements, sur la durée de notre existence et de notre validité normales : or, ils sont très considérables ces empiètements, si l'on applique à l'homme, comme il est légitime de le faire, les lois générales de la vie.

Que nous enseigne donc l'étude de la biologie ?

Elle nous apprend que la longévité moyenne dans toute la série animale est approximativement pour chaque espèce de 8 à 10 fois la durée nécessaire à cette espèce pour atteindre son plein développement. Ainsi pour un animal qui atteint sa croissance complète en un an la durée normale de l'existence sera de 8 à 10 ans. Pour celui qui met dix ans à accomplir la même évolution la durée de la vie sera de 80 à 100 ans et ainsi pour chaque espèce.

Même les exceptions en faveur d'un accroissement de la vitalité par rapport à la période de croissance ne sont pas rares chez les êtres qui se trouvent dans des conditions normales de vie. Ainsi nous voyons tel animal, le chat par exemple et beaucoup d'oiseaux dépasser très sensiblement cette règle de longévité.

Dans l'espèce humaine il faut compter 16 à 20 ans pour que l'individu arrive à son complet développement ; *la durée de l'existence devrait donc être comprise entre 160 et 200 ans !* Que nous sommes loin d'y atteindre, et cela il faut bien le dire, par notre faute. Et quand je dis « notre faute » je veux dire non seulement la nôtre individuellement, c'est-à-dire nos propres imprudences, nos excès de tout genre, mais aussi la faute de nos ancêtres, celle du milieu dans lequel nous vivons, les exigences professionnelles, sociales, l'âpreté actuelle de la lutte pour la vie, la méconnaissance des moyens de parer autant que possible aux conséquences de notre vie anormale, etc., etc.

Nous ne vivons d'après les lois de la biologie, que la moitié à peine de la période de temps qui nous était dévolue par les lois de la nature, c'est-à-dire que par la façon anormale dont nous vivons, nous renonçons à la moitié de la part qui nous a été faite « au banquet de la vie ».

Nous sommes déjà des vieillards alors que nous devrions être encore dans toute la vigueur de l'âge mûr, dans la verdeur de la jeunesse, pourrions-nous dire.

« Les causes abréviatrices de l'existence ne sont pas difficiles à discerner, dit le Dr Ferran. Presque partout, du haut en bas de l'échelle sociale, la somme des besoins factices dépasse du tout au tout celle des besoins réels, de sorte que le combat pour la vie n'est en réalité qu'un combat pour le luxe dans des limites indéfinies. C'est dans cette contention d'esprit dépourvue d'idéal, que la plupart de nos contemporains *usent les cellules de leurs centres nerveux et de leur moelle.* » Or, il est aujourd'hui bien démontré scientifiquement, que l'influence du système nerveux sur la nutrition des organes, de même que sur l'intégrité des phénomènes vitaux est capitale.

Nous pouvons donc avec raison, dire que, si la lutte contre la vieillesse est aussi vieille que la civilisation, c'est parce que la civilisation a modifié du tout au tout les conditions de la vie, telle que les lois de la nature l'avaient faite.

Qu'est-ce donc au juste que la vieillesse envisagée au point de vue scientifique ?

« Tous les êtres, dit le professeur Dastres, subissent une évolution ; à leur début, ils sont constitués par une cellule, puis ils passent par une phase embryonnaire, ils grandissent, passent par l'enfance, l'adolescence, arrivent à un état stable, une période adulte, puis surviennent la décrépitude, la vieillesse et la mort. Ce qui est vrai de l'ensemble est vrai de chaque partie, chacune d'elle possédant son évolution propre. On pourrait croire que toutes les évolutions partielles se correspondent, grandissent toutes ensemble, que l'état reste le même pour tous les organes qui tous déclinent ensemble de sorte que l'individu conserverait, avec les mêmes proportions, les mêmes apparences dans toutes ses parties à tous les âges ; ce serait une sorte d'agrandissement à l'échelle.

« Cette idée est une grosse erreur scientifique, commise par les premiers naturalistes, ceux que l'on a nommé les *préformistes*, tels que Fabrice d'Aquapendente, Malpighi, Haller. Ils croyaient que les êtres créés préexistaient dans leurs formes en miniature, à leur début dans le germe, qui serait un animalcule, un « homunculus ».

« Cette erreur possible à cette époque, méconnaît le phénomène d'embryogénie du développement et fait partir le début de l'homme de sa naissance. Dès que les physiologistes se sont occupés de cette évolution, la question a pris un tout autre aspect. »

Non seulement, en effet, toutes les évolutions partielles de notre être ne se correspondent pas, mais souvent le développement des unes est en lutte ouverte avec celui de telles autres. Nous pourrions même dire que toute notre vie est une lutte perpétuelle entre les divers éléments dont nous sommes composés et que, du triomphe momentané ou définitif de ceux-ci, dépend notre développement normal, l'équilibre de notre organisme, notre santé, nos maladies, notre vie ou notre mort.

La vieillesse est donc le triomphe de certains de nos éléments sur d'autres. Mais quels sont ces éléments ?

Au début de notre siècle, les naturalistes [avaient commencé à soulever un coin du voile, « certains organismes possèdent une force individuelle et réelle de production, disait Flourens. Tremblay avait étudié la régénération dans les polypes, Bonnet, chez les vers d'eau douce, Réaumur, chez l'écrevisse, Cuvier, chez les cerfs, Flourens, chez les salamandres. Vaguement, on pressentait tout l'intérêt qu'offrait ce phénomène, mais on manquait de base pour asseoir aucune généralisation sur les [faits, si bien observés qu'ils fussent. Communément, la vieillesse était attribuée à un arrêt dans la multiplication des éléments cellulaires, dit F. Helme.

Plus tard, Roux de Breslau, dans un travail célèbre, soutint que, chez l'homme, les grands systèmes mésodermiques et ectodermiques se livraient à des luttes incessantes. Après lui, Demange, Bastien et Charcot, avaient vu que *la sénilité du cerveau consiste dans l'atrophie des éléments parenchymateux avec hypertrophie des tissus interstitiels.* Golgi, Weigert, Chouriguine entrant dans le détail, montraient de leur côté comment la cellule nerveuse, l'élément noble, devient la proie de la névroglie.

Demange attribuait ce processus à de l'endartérite oblitérante, mais le fait était controuvé, car la sclérose du testicule et de la vésicule de de Graaf, se produit bien avant qu'on puisse faire entrer en ligne de compte l'artério-sclérose.

2

M. Metchnikoff semble avoir démontré péremptoirement que la vraie solution du problème est celle qu'avaient entrevue Demange, Bastien et Charcot.

Par des expériences d'une ingéniosité et d'une délicatesse extrême, il a démontré que l'atrophie sénile est le résultat de la prédominance à un moment donné du *mésoderme* (cellules conjonctives de toutes natures) *sur l'ectoderme* (cellules nerveuses, glandes, épithélium, etc.).

L'ectoderme, les cellules nerveuses, glandulaires, épithéliales, etc., constituent ce que nous appelons *les cellules nobles*, par comparaison avec le mésoderme, cellules conjonctives, qui sont *les éléments grossiers*. Or, *les cellules nobles* spécifiques de chacun de nos organes sont mieux différenciées, par conséquent plus délicates, que les éléments grossiers ; de plus comme c'est par elles que se charrient les éléments de notre vie, elles charrient, en même temps, sans cesse, des toxines et s'affaiblissent d'autant plus vite. Il n'y a rien d'étonnant à ce qu'elles finissent par devenir la proie des éléments grossiers, des éléments conjonctifs, plus rustiques, moins surmenés, plus nombreux. Tant que durent la jeunesse et l'âge adulte, l'équilibre se maintient entre les deux systèmes, parce que les cellules nobles secrètent une antitoxine qui neutralise les éléments ennemis. Mais, à la longue, cette antitoxine devient moins abondante, et alors les éléments conjonctifs voraces commencent leur envahissement *qui ne pourra être arrêté que si l'on arrive à renforcer les cellules nobles, à les régénérer ou si l'on parvient à affai-*

blir les cellules conjonctives envahissantes. En combinant les deux moyens, on réaliserait le maximum de puissance dans la lutte contre la vieillesse.

Nous sommes loin d'être entièrement désarmés; nous savons déjà que, d'une part, en soutenant les cellules nobles dans leur lutte contre les cellules macrophages du tissu conjonctif et, d'autre part, en affaiblissant les cellules macrophages, nous prolongeons la période d'équilibre physiologique et nous retardons l'apparition de la vieillesse; or, à ces deux points de vue, nous ne sommes pas désarmés, comme on le verra plus loin.

La vieillesse est donc, dans son processus intime, le résultat de la destruction des cellules nobles, par l'envahissement des cellules grossières mononucléaires, des macrophages.

En résumé, *la vieillesse peut être définie une sclérose généralisée;* c'est la sclérose qui est le principal ennemi, c'est surtout contre elle qu'il faut lutter. Mais, chemin faisant, nous verrons que c'est loin d'être le seul ennemi.

Nous vivons de nos forces, disait Galien. Tant que nos forces sont entières, nous résistons à tout; quand elles sont affaiblies « un rien nous offense ». Donc toute la thérapeutique générale, doit tendre à développer notre force vitale, à favoriser notre résistance organique, à *augmenter notre puissance cellulaire bactéricide et phagocitaire.*

CHAPITRE III

MÉCANISME DE LA SÉNILITÉ

La sclérose généralisée qu'est la vieillesse, fait surtout sentir ses effets les plus funestes sur le système nerveux, d'une part, et le système artériel, de l'autre.

Dans cette étude sur le mécanisme de la sénilité nous emploierons, tantôt le terme de sénescence, tantôt celui de sénilité. Pour être bien compris de nos lecteurs et pour ne pas créer de confusion dans leur esprit sur ces deux termes qui ne sont pas synonymes, nous les avertissons que le mot de sénescence s'applique aux divers processus biologiques qui conduisent à la vieillesse, à la décrépitude, et que celui de sénilité indique que la vieillesse, la décrépitude, sont des faits accomplis, le premier désigne le « devenir », le second désigne l' « être devenu ».

Nous avons expliqué que, pour Demange, Bastien, Charcot et Metchnikoff, elle est le résultat de phénomènes cellulaires intimes, d'une lutte des éléments des tissus, lutte de laquelle le tissu conjonctif sort victorieux, les macrophages détruisant les éléments nobles devenus incapables de se défendre. Le moyen d'arrêter cette dégénérescence sera donc de détruire les macrophages par des substances appropriées ou du moins de les réduire à l'impuissance en apportant à la cellule nerveuse les renforts dont elle a besoin pour être victorieuse du tissu conjonctif.

Pour empêcher la sénescence nerveuse, il faudra stimuler la synthèse chimique de la cellule nerveuse par une substance dynamogénique, la strychnine par exemple, et le sérum des animaux jeunes ou le suc emprunté à des organismes très jeunes.

On le voit, il faut soutenir la cellule nerveuse dans sa lutte contre la cellule névroglique, c'est-à-dire le tissu conjonctif.

En effet, il ne suffit pas d'attaquer la névroglie, il faut en même temps soutenir la cellule nerveuse, le neurone en danger de mort, soit par sa propre dégénérescence, soit par suite des attaques de la névroglie.

Marinesco propose le sérum de jeunes animaux ; nous verrons au chapitre *traitement* ce qu'il faut en penser. Pour notre part, quelle que soit son utilité, nous croyons indispensable de lui adjoindre les phosphates et la strychnine. Et nous constatons, en passant, que les vieillards qui, selon la légende, se nourrissaient de jeunes enfants mangés tout crus pour se rajeunir, avaient deviné l'opothérapie et la pratiquaient empiriquement bien avant que les savants se soient prononcés en sa faveur.

Mais la vieillesse n'est pas seulement constituée par la sclérose du système nerveux, c'est, comme nous l'avons dit, une sclérose généralisée. Les deux systèmes sur lesquels les effets de cette sclérose se font le plus dangereusement sentir sont : 1° le système nerveux que nous venons d'étudier et : 2° le système artériel dont nous allons nous occuper maintenant.

La sclérose artérielle des vieillards, dit le professeur Potain, est constituée par le développement en différents points de certaines artères, d'un épaississement dû à l'adjonction d'éléments nouveaux à la tunique interne des artères d'abord, puis à la tunique moyenne, puis à la tunique externe. Le tissu qui constitue cet épaississement subit la dégénérescence granulo-graisseuse et forme des noyaux de ce qu'on a appelé « l'athérome artériel ». Ces noyaux sont entraînés par le courant sanguin, ou résorbés, ou bien ils s'infiltrent de sels calcaires.

Quand une artère est athéromateuse, elle est dure au toucher, ne se laisse pas déprimer par le doigt et laisse mal percevoir ses battements ; on conçoit que cette lésion des artères entraîne un trouble de la circulation très important, amenant une nutrition imparfaite des tissus, outre que les parcelles de ce tissu dégénéré entraînées par la circulation peuvent déterminer des embolies plus ou moins graves, plus ou moins importantes.

C'est surtout l'aorte, la crosse de l'aorte, les artères coronaires du cœur et les artères rénales qui sont les premières atteintes.

Ces artères athéromateuses perdent leur élasticité en sorte que le cœur se fatigue beaucoup plus que quand elles sont souples, et pour résister à ce surcroît de travail, il s'hypertrophie.

D'autre part, les régions où ces artères athéromateuses doivent porter le sang, en reçoivent une moins grande quantité, par suite du rétrécissement que détermine cet athérome. La quantité qu'elles en reçoivent peut encore être suffisante pour nourrir un organe au repos, mais elle est insuffisante pour subvenir à un exercice assez important. Il survient alors les accidents, que Potain a désigné sous le nom de *miopragie* qui indique que toutes les aptitudes fonctionnelles sont restreintes.

Nous avons dit que ce sont les artères des reins et les coronaires du cœur qui sont les premières atteintes; or, on comprend la gravité qui en résulte pour le vieillard ; ces deux organes capitaux fonctionnant moins bien, entraînent à leur suite la possibilité de gangrène, d'asphyxie locale, sans compter, en ce qui concerne le cœur, la possibilité d'angine de poitrine. En somme, une désorganisation générale de l'économie humaine.

Quand les artères du cerveau sont athéromateuses, elles lui envoient moins de sang, ce qui explique que le travail cérébral devienne plus pénible, doive être suspendu de temps en temps, en outre comme elles sont devenues facilement friables, elles exposent à toutes les conséquences des hémorragies cérébrales, apoplexie, paralysie, ramollissement, etc. En tout cas elles mettent le cerveau en état de sénilité. *Lutter contre l'athérome est donc une nécessité primordiale, si l'on veut se défendre*

scientifiquement contre les conséquences de la vieillesse.
Nous verrons plus loin que *l'emploi méthodique des
iodures* est le meilleur moyen de combattre l'athérome
artériel, nous nous contentons de le signaler pour le
moment.

Nous avons déjà dit que l'un des éléments indispen-
sables à la cellule nerveuse est le phosphore ; nous
aurons à en parler quand nous indiquerons les remèdes
propres à lutter contre la vieillessse, mais, dès à présent, il est nécessaire de noter l'importance de cet élément dans la thérapeutique de la vieillesse.

« Nous pouvons affirmer, dit L. Joly, que toutes les
causes occasionnelles de fatigue, ou de maladie nerveuse, déterminent toujours une dépense phosphatée
anormale et nous pouvons assimiler la vieillesse à une
fatigue nerveuse. »

Or, si à l'état normal, il est difficile à l'organisme de
trouver dans l'alimentation ordinaire des ressources
phosphatées suffisantes, si cela devient impossible dans
les états de surmenage — auxquels nous assimilons la
vieillesse, en tant que conséquence — il devient nécessaire de pourvoir à cette insuffisance par une addition
supplémentaire de phosphate. « Comme pour le sel,
dit L. Joly, que nous mêlons à nos aliments, moins
pour satisfatre notre goût que pour céder à un besoin
physiologique, nos aliments n'en contenant qu'une
quantité insuffisante pour nos besoins. »

Les glycérophosphates, les lécithines, les nucléines
ont une action incontestable et il y aura avantage à les

employer alternativement pour combler le déficit alimentaire en phosphates.

Ce que nous voulons faire ressortir ici, avant tout, c'est que les lésions anatomiques de la vieillesse ne sont pas des productions brusques, spontanées ; le processus morbide qui les amène agit progressivement. Si elles ne peuvent pas être prévues positivement, les troubles nerveux symptomatiques peuvent les faire craindre assez longtemps d'avance pour qu'un esprit prévenu ait le temps de réagir.

Lorsque les lésions anatomiques sont formées depuis un certain temps, on peut moins espérer la guérison, parce qu'il n'est pas jusqu'à présent toujours au pouvoir du médecin de régénérer les tissus détruits. Sans doute, il peut arriver, chez des sujets dont la vitalité anatomique générale n'est pas trop affaiblie et lorque les parties atteintes ont une très petite étendue que sous l'influence d'une excitation vitale appropriée, il se produise dans les régions lésées une prolifération cellulaire extraordinaire qui puisse combler les vides ; mais c'est un espoir dont il ne faut pas trop se bercer, si l'on s'en remet aux seules forces d'un organisme affaibli, sans lui venir en aide. Il en est tout autrement si, connaissant bien le mal et ses causes, on connaît aussi le remède et le moyen de l'employer.

La victoire alors peut rester longtemps du côté de la science dans sa lutte contre les progrès de la décré_ pitude et de la sénilité.

CHAPITRE IV

———

QUELS SONT LES ORGANES NÉCESSITANT DES SOINS PARTICULIERS POUR LUTTER CONTRE LA VIEILLESSE, ET COMMENT LES SOIGNER ?

Par ce qui précède, nos lecteurs savent déjà que le cerveau et le système nerveux, le cœur et le système artériel, doivent être l'objet de soins tout particuliers si l'on veut prévenir les fâcheuses conséquences que la vieillesse a sur eux.

En dehors de ceux-là, divers autres organes ont un rôle important comme facteurs de la déchéance vitale, s'ils fonctionnent d'une façon anormale ; ils méritent également une attention sérieuse.

Nous allons, dans ce chapitre, nous en occuper.

Fonctions digestives. — Commençons par le système digestif, dont l'importance est capitale et facile à comprendre, puisque tout, dans notre existence, est subordonné à l'alimentation, puisqu'il faut manger pour vivre.

Il est donc de nécessité primordiale de soigner les fonctions digestives dans leur entier accomplissement depuis l'entrée jusqu'à... la sortie.

A tous les âges de la vie, c'est une condition de bonne santé; mais si, grâce à la vitalité de la jeunesse et de l'âge mûr, on peut les négliger ou les soumettre à un surmenage plus ou moins considérable, à des écarts de régime regrettables, *comptant* sur cette vitalité pour réparer le mal au fur et à mesure qu'on le fait, il n'en est pas moins certain qu'agir ainsi, *c'est escompter* à très gros intérêts son avenir et se préparer un déclin de vie pénible.

Si l'on doit soigner ses fonctions digestives à tout âge, on doit, à plus forte raison, les entourer d'un « soin pieux », quand on approche de la vieillesse, parce que jamais on n'eût plus besoin de les voir s'accomplir normalement et parce qu'on ne doit plus compter sur une exubérance de vitalité pour réparer des imprudences. Ces soins sont d'autant plus nécessaires, qu'on s'est plus surmené dans la jeunesse.

Il faut macher avec soin les aliments. — Pour se préparer une bonne digestion, il est tout d'abord nécessaire *de savoir manger.* Manger n'est pas « tordre et avaler », engloutir les aliments à peine effleurés d'un coup de dent. Manger, c'est broyer convenablement les aliments, de façon à ce qu'ils arrivent dans l'estomac, notablement divisés et suffisamment imprégnés de salive ; car la salive joue un rôle important dans la digestion. *Il faut donc manger avec une sage lenteur, au moins sans hâte.* Tant qu'on est jeune, si l'on mâche insuffisamment, les fonctions de l'estomac et de l'intestin, peuvent le plus souvent compenser l'insuffisance de la mastication, mais au détriment de l'avenir. Chez le vieillard, il n'en va plus de même.

Rien n'est plus fréquent du reste que de voir, même chez de toutes jeunes personnes, des troubles digestifs plus ou moins sérieux qui ne reconnaissent pas d'autre cause qu'une mastication insuffisante des aliments. Il ne faut pas oublier, du reste, que si l'on y résiste pendant une partie de sa vie, c'est au détriment de l'autre.

Mais pour mâcher convenablement, de bonnes dents sont nécessaires ; or, de belles et bonnes dents sont chose rare par le temps qui court ; c'est comme les cheveux. Les dents et les cheveux se meurent : bientôt ils ne seront plus qu'un souvenir si l'on n'y prend garde ! et s'ils menacent de nous abandonner, cela tient en grande partie, pour l'un et l'autre aux deux mêmes causes :

1° Manque de soins ou soins mal compris;

2° Mauvaise alimentation ne contenant pas des quantités suffisantes de sels minéraux : Phosphates, arséniates, iode et silice, silice surtout.

Du pain. — L'aliment principal, presque le seul capable de fournir à notre organisme les quantités nécessaires de silice pour faire vivre les dents et les cheveux, c'est le *bon pain*. Or, le pain à la mode, le *pain blanc*, (car on a la fâcheuse manie de croire que plus il est blanc, meilleur il est, ce qui est absurde), ce pain-là *n'a plus rien des éléments qui constituent le vrai pain.*

C'est une substance amidonnée, *incapable d'entretenir la vie*. L'expérience a été faite à diverses reprises : des chiens nourris au pain blanc et qui en recevaient à volonté, n'en mouraient pas moins d'*inanition* si on ne leur donnait aucun autre aliment ; tandis que ceux qui étaient nourris avec du *pain fait avec tous les éléments du grain de blé*, non seulement ne mouraient pas, mais restaient en parfaite santé. L'expérience est concluante !

Et c'est depuis que le pain blanc est fait avec de la farine dite de commerce, depuis qu'il a remplacé le bon pain bis de nos pères, que les cheveux sont devenus plus rares et les dents moins bonnes. Il est facile de faire la preuve de ceci. Il suffit de constater que les progrès de la calvitie et des mauvaises dentitions, suivent la même extension que l'emploi des farines commerciales. Chaque fois qu'un petit moulin s'arrète dans un pays, parce que la farine de commerce y a pénétré, on peut voir bientôt le nombre des chauves et des édentés s'accroître.

Non seulement les cheveux et les dents tombent, mais, *ce qui est plus grave encore au point de vue de l'économie sociale*, c'est qu'à mesure que cette habitude du pain bis se perd, le *coefficient de travail* accompli diminue dans la même proportion, ainsi que nous le disait le Dr Gaube, du Gers, qui a étudié tout spécialement cette question. Cela signifie, en bon français, que plus l'ouvrier délaisse l'ancien pain pour le pain blanc, moins il est capable de faire de travail et plus il se fatigue pour faire ce travail.

Il y a évidemment d'autres causes à ce mal, et il ne suffirait pas de revenir au bon pain de nos pères pour retrouver dents et cheveux ou pour conserver ce qui nous en reste, *mais il est impossible d'espérer les conserver si nous n'y revenons pas.* Si la génération qui nous suit persiste dans cette erreur de la croyance au pain blanc, alors elle aura encore moins de cheveux et et des dents plus mauvaises que nous.

Les autres causes de mauvaises dents, (nous laissons ici de côté la question des cheveux qui sort de notre cadre) sont assez nombreuses et tiennent au climat, au sol, à diverses conditions telluriques ou agricoles (pays à cidre, à bière, eaux des glaciers, etc.) Nous ne pouvons que les signaler incidemment.

Mais, nous le répétons, une condition indispensable, *sine qua non,* sans laquelle il ne faut pas espérer conserver ses dents, c'est qu'il ne faut pas manger un pain dépouillé des sels minéraux que renferme le grain de blé. Or, ce pain devient de plus en plus difficile à trouver. Dans les campagnes, petit à petit, on a perdu la bonne habitude de faire et de cuire son pain dans chaque ménage : du pain fait avec le grain qu'on avait fait moudre soi-même, chez le meunier du village.

Le pain de nos pères n'était pas seulement utile à nos cheveux et à nos dents, il était aussi un excellent adjuvant de la première digestion dans l'estomac et de la deuxième digestion dans l'intestin. Il constituait à lui seul un moyen, la plupart du temps suffisant, pour combattre la constipation, rendant plus parfaite la digestion et donnant des selles normales, plus faciles, plus régulières.

Au lieu de cela, on ne trouve maintenant que constipation ou diarrhée — riz ou pruneaux, — disait déjà Daudet, voilà les deux catégories que se partagent nos contemporains ! Et comment en serait-il autrement avec cette affreuse chose qui devient le pain blanc, *le pain de luxe*, dans notre estomac. Ce n'est plus qu'une bouillie de composition absolument semblable à celle qu'emploie la blanchisseuse pour empeser le linge, ou, si l'on préfère, semblable à l'horrible mixture dans laquelle l'afficheur plonge son pinceau pour coller les affiches. *Empois ou colle de pâte*, au choix.

Le mal est devenu si évident, qu'une réaction commence à s'opérer contre le pain blanc. Il a contre lui les médecins, les hygiénistes et les savants désintéressés. L'industrie ne tardera donc pas d'en revenir au pain normal. L'impulsion est donnée déjà, et le mouvement va s'accentuer progressivement.

Nous y reviendrons au chapitre du traitement,

COMMENT IL FAUT SOIGNER SES DENTS. — Avoir du bon pain est donc nécessaire pour conserver de bonnes dents, mais ce n'est pas suffisant. Il faut soigner ses dents pour les conserver.

D'où l'importance de la brosse à dents. On a donné bien des explications de la précocité des altérations dentaires chez les enfants. Mais la cause véritable, c'est l'oubli ou l'ignorance de la brosse à dents.

On enseigne aux enfants à se débarbouiller chaque jour le visage. Mais combien ignorent jusqu'à l'âge de raison (et l'âge de raison est quelquefois tardif), que le lavage quotidien de la bouche et des dents n'est pas moins indispensable que le lavage des autres parties du corps.

Un médecin de la marine racontait qu'ayant fait distribuer à ses hommes des brosses à dents, ceux-ci ne sachant à quel usage employer ce petit instrument s'en servirent pour astiquer leurs boutons.

Pour combien cet objet de toilette est-il ainsi un objet de luxe. Pour combien aussi la chute des dents précède, même de beaucoup, la vieillesse !

A ceux qui désireront être amplement renseignés (et ils feront bien) nous conseillons la lecture de « *Comment on défend sa bouche* », du Dr Henry Labonne. A ceux qui veulent être de suite, mais plus sommairement renseignés, nous dirons que pour conserver ses dents, il faut les tenir propres. Que, pour les tenir propres, il est nécessaire de les laver, de les brosser avec du *bicarbonate de soude* par exemple, puis se rincer la bouche avec de l'eau tiède additionnée de cognac, ou de rhum, ou mieux d'une cuillerée à bouche d'Atoxine, dans un grand verre d'eau chaude. Une partie consacrée à se rincer la bouche, l'autre à se gargariser la gorge est non seulement d'une excellente hygiène pour les dents, mais aussi un bon préservatif des rhumes et de la grippe, enfin, ce qui ne gâte rien, c'est un moyen certain d'avoir l'haleine fraîche. Ces lavages faits matins et soirs et même si possible après chaque repas constituent le minimum des soins nécessaires pour conserver ses dents.

Enfin, pour en finir avec les dents, en restant dans notre cadre de « lutte contre la vieillesse » nous citerons les lignes suivantes prises dans « *Comment on défend sa bouche* », du Dr Labonne : « Au point de vue esthétique, ai-je besoin de rappeler qu'une bouche saine avec des dents bien rangées est une des plus belles parures du visage. **Une dentition complète c'est presque un brevet d'éternelle jeunesse.** Tandis que des brèches qui permettent aux muscles releveurs et abaisseurs des lèvres, d'exagérer leur action, donnent même aux adolescents un aspect vieillot et ridé, sans parler des troubles fonctionnels qui en sont la conséquence. Enfin n'oublions pas que *la bouche est le paradis des fermentations microbiennes* et que l'odeur repoussante de l'haleine, le décollement, le déchaussement, la carie des dents et leur chute, sont, le plus souvent, la conséquence du manque de soin, de propreté de la bouche. » Il est inutile, pensons-nous, de faire remarquer combien cet état de la bouche est favorable à une sénilité précoce.

DE L'ESTOMAC. — Un repas pris avec une sage lenteur arrivant dans un estomac qui n'est encore atteint d'aucune maladie, qui n'est pas surmené par la trop grande quantité des aliments, par l'abus de l'alcool, des apéritifs, de l'absinthe surtout, se comportera généralement bien et nous donnera une digestion d'autant meilleure qu'elle sera plus silencieuse, c'est-à-dire qu'elle se fera sans qu'on s'en aperçoive, sans qu'on en souffre.

Mais si l'estomac, comme c'est le cas presque général chez l'homme qui est aux confins de la vieillesse, a été jusque-là maltraité par des excès de tont genre, il n'en sera plus de même; il deviendra nécessaire de lui adjoindre des aides pour arriver quand même à un bon résultat digestif.

Le manvais état dans lequel il se trouve est souvent une cause d'anorexie. de manque d'appétit. — Alors au lieu d'avoir recours aux apéritifs, comme on le fait généralement, ce qui est tenter de *s'ouvrir l'appétit avec une fausse clef*, il faut recourir aux ressources que la médecine met à notre disposition. Quelques granules de quassine prise un quart d'heure avant de manger, provoqueront l'appétit et aideront ensuite à l'estomac à accomplir sa besogne. Nous en indiquons plus loin le mode d'emploi.

De l'Eau de Vichy. — Néanmoins, si l'estomac est fatigué à la suite de trop anciens excès ou de toute autre maladie, il sera souvent bon de lui donner un peu d'eau de Vichy ou de Vals.

Nous recommandons ordinairement quand il n'y a pas d'indication particulière, l'usage de l'eau de Vals, spécialement les « Perles » 1er, 3e, 5e ou 7e degré dont la gamme de minéralisation se prête à toutes les éxigences.

Il est un assez grand nombre de candidats à la vieillesse chez qui ces précautions seront encore insuffisantes pour obtenir une bonne digestion. Nous n'envisageons ici, bien entendu, que ceux n'ayant aucune maladie caractérisée, car notre intention dans le cas contraire, n'est pas du tout de nous substituer au médecin.

Nous voulons parler de l'atonie simple de l'estomac fréquente chez le vieillard, qui ne constitue pas une maladie, mais qui est une gêne. Si la quassine et l'eau de Vals ne sont pas suffisantes, on pourra compléter leur action par une préparation contenant les sucs digestifs insuffisants dans cet estomac dont on a trop abusé jadis. Nous ne pouvons indiquer ici quelle préparation doit être choisie de préférence pour chaque cas particulier; le mieux est de s'adresser à son médecin.

Ceux qui n'ont pas besoin d'eau de Vals se trouveront bien de couper leur vin d'une eau de table légère un peu gazeuse, mais pas trop : l'eau de Couzan (Brault) par exemple, ou l'eau du Mont-Martel.

Du Vin. — Beaucoup digèrent mal parce que, pour se conformer à l'usage, ils boivent du vin en mangeant Eh bien, au risque de n'être pas écouté, nous dirons que le vin est nuisible à beaucoup et *n'est indispensable à personne.* Non seulement chez les adultes, mais même chez le vieillard, nous avons vu disparaître les troubles digestifs et intestinaux sérieux et souvent aussi cesser la constipation par la simple suppression du vin, remplacé par une eau minérale appropriée par du thé léger ou par de la bière.

Vin de Champagne. — Entre tous les vins, il en est un

qui est plus particulièrement indiqué chez le vieillard, c'est le *champagne*, dont les propriétés excitantes sur le système nerveux dues à son gaz acide carbonique se doublent, pour la même raison, d'une action très favorable sur l'estomac, à la condition d'être pris par petites quantités quotidiennes et non pas irrégulièrement et à doses immodérées, ce qui le rend nuisible, au contraire. Mais pour donner de bons résultats il est nécessaire que ce vin soit naturel. Nous y reviendrons au chapitre suivant (Traitement de la Vieillesse).

Du Foie. — Les troubles du côté du foie sont fréquents vers le déclin de l'âge mûr. Il convient donc, d'autant plus de surveiller cet organe pendant cette période la vie, qu'il peut être le siège de maladies graves.

De l'Intestin. — Une bonne digestion n'est réellement bonne qu'à la condition de se compléter dans l'intestin et, pour cela, il est nécessaire que celui-ci fonctionne bien. L'atonie de l'intestin, la constipation qui en est la suite, sont très graves chez le vieillard, en raison des congestions viscérales qu'elles déterminent, des phénomènes d'apoplexie qu'elles peuvent provoquer.

S'il est, à tout âge, de la plus grande importance de lutter contre cette fâcheuse disposition, cela devient donc une nécessité impérieuse à mesure qu'on approche plus de la vieillesse.

Mais, ici encore, le choix du moyen propre à régulalariser les fonctions digestives, ne doit pas être abandonné au hasard. Il faut une substance qui n'irrite pas l'intestin, qui n'épuise pas son action au bout d'un certain temps ce qui oblige à élever les doses, qui, en un mot pour une action bienfaisante momentanée, ne prépare pas pour l'avenir une constipation plus grande ; nous insisterons plus particulièrement sur ce choix au chapitre du traitement.

DES REINS ET DE LA VESSIE. — Il n'est pas d'état de santé stable sans un bon fonctionnement des reins et de la vessie, ceci, vrai à tout âge, l'est plus encore chez le vieillard. Nous n'entrerons pas dans le détail des maladies de ces organes, nous éliminerons aussi, de notre sujet, le diabète, l'albuminerie, ce sont là des affections spéciales qui nécessitent l'intervention et la surveillance attentive du médecin. Nous n'envisagerons que les petites gênes, les obstructions momentanées, fréquentes chez le vieillard; la paresse de ces organes sans maladie caractérisée. Il s'agit donc d'indiquer des médicaments susceptibles de faire une sorte de drainage antiseptique des voies urinaires et de prévenir le développement des maladies de ces organes.

L'arbutine est un médicament qui répond admirablement à ces conditions. Il est inoffensif et réalise, aussi complètement que possible, leur asepsie. Nous en indiquerons plus loin le mode d'emploi. Le Dr Ferran, de Lyon, insiste avec raison sur l'importance de ce médicament chez le vieillard. Contre la paresse de la vessie, l'affaiblissement de ses contractions, la stychnine, dont nous indiquons l'utilité à d'autres points de vue, agira aussi très efficacement.

ORGANES GÉNITAUX. — Nous voici arrivé à un endroit de notre étude qui intéresse plus particulièrement toute une classe de lecteurs. Nous allons donc parler des organes génitaux et des moyens de les faire participer à la prolongation de leur période de vitalité et d'énergie. C'est le point le plus délicat de notre travail, et nos lecteurs comprendront qn'il nous est difficile de le traiter avec tous les développements qu'il comporte.

Nous le regrettons d'autant plus que nous ne partageons pas du tout l'avis de ceux qui disent qu'aux approches de la vieillesse, il faut se résigner à supprimer toute fonction de ces organes. Nous ne voulons pas dire, certes, qu'il faille à cet âge, surmener ses organes génitaux, mais nous sommes convaincus que les réduire à ce moment au silence complet, c'est amener plus tôt leur atrophie, c'est aller directement contre le but qu'on se propose, et se priver, outre le plaisir, d'un élément sérieux de lutte contre la vieillesse. Entretenir les fonctions de ces organes par un usage modéré, exciter leur vitalité au contraire par des moyens appropriés, c'est empêcher leur atrophie, qui correspond à la condition des eunuques et entraîne une grande diminution de résistance vitale.

Outre les confidences que nous avons reçues à ce sujet, nous avons, pour soutenir notre opinion, toute la thérapeutique par les extraits d'organes. Cette thérapeutique nous a appris que les organes génitaux sont le siège de secrétions internes, dans lequelles l'organisme puise un puisant levier de vitalité. Nous savons, en outre, que le massage des organes entretient leur activité et que leur inactivité entraîne l'atrophie, c'est-à-dire la perte de cette sécrétion si utile. Nos lecteurs nous comprendront, nous l'espérons, à demi-mot et ceux d'entre eux qui ont lu Rabelais se souviendront sans doute d'une énergique apostrophe de Pantagruel à frère Jean des Entomeurs à ce propos et qui montre que telle était également son opinion. Rabelais avait compris, bien avant l'organothérapie, l'utilité qu'il y a à maintenir la vitalité de tous ses organes, de ceux-ci plus particulièrement.

Mais nos lecteurs comprennent également qu'il nous est impossible de nous étendre sur des explications, sur des détails qui comportent, du reste, des indications différentes pour chacun d'eux. Ceci ne peut nettement et sans réticence s'expliquer que dans le tête à tête du cabinet de consultation et tout au plus dans une correspondance privée pour un certain nombre de cas (Voir page 57 le renvoi au bas de la page).

Précédemment, nous indiquons ce qu'il y a à faire pour maintenir le système nerveux dans un bon équilibre normal. Or, ce qui maintiendra intacte la vitalité générale du cerveau et de tout le système nerveux aura aussi, on le comprend facilement, pour résultat de maintenir la vitalité des organes des sens et des organes génitaux en] particulier. Nos lecteurs y trou-

veront donc, à ce point de vue, des indications générales dont, en plus d'une circonstance, ils seront satis-
faits.

Du Lait. — A tous les âges de la vie, le lait est un
médicament précieux, mais son importance est encore
plus grande chez le vieillard. Il lui est utile dans une
infinité de cas, soit en raison de l'état de ses fonctions
digestives, soit à cause du mauvais état de ses reins et
de sa vessie.

A la campagne, quand on est près d'une ferme, rien
n'est plus simple que d'avoir à discrétion, du lait et du
bon lait. Mais il n'en est plus de même dans le Midi, les
pays chauds où il ne se conserve pas, dans les villes,
surtout les grandes villes, où il n'arrive au consom-
mateur qu'après une série de sophistications aussi
nombreuses que dangereuses.

C'est pour cela que ceux qui conseillent de stériliser
le lait chez soi, commettent une grosse erreur et
rendent un bien mauvais service à ceux qui les écou-
tent.

En effet, la condition primordiale pour qu'un lait
stérilisé soit un aliment et un médicament efficace et
sans danger, c'est qu'il n'ait, avant la stérilisation,
subi aucune altération, aucune manipulation fraudu-
leuse; or, nous le répétons, cette condition n'est
jamais remplie, pour le lait qui n'est pas consommé
sur place.

Mais il est une autre condition, non moins impor-
tante pour qu'un lait stérilisé ait toutes les qualités

du lait frais est naturel. *C'est qu'il ait été stérilisé aussitôt après la traite.* En été, quand il y a seulement 2 heures qu'il est trait et 4 à 6 en hiver, il a déjà été le siège de fermentations particulières qui rendent la stérilisation illusoire. A ce moment le lait renferme des *toxines* que la stérilisation ne détruit pas et qui sont capables de déterminer des troubles gastriques et intestinaux graves.

Il est donc de toute nécessité de n'employer que des laits stérilisés industriellement dans les pays de production, les seuls qui soient stérilisés complètement; ce qui ne s'obtient pas par une simple ébullition, mais par des appareils à pression sérieuse, que l'on ne peut avoir chez soi.

Les bons laits stérilisés sont, à l'heure présente, encore très rares et on n'a pas un choix bien étendu.

Le lait stérilisé donne toute sécurité, au point de vue d'une inocuité complète en même temps que d'une grande richesse alimentaire. C'est donc à ce lait-là que nous recommandons à nos lecteurs des grandes villes de s'adresser exclusivement.

Et maintenant que nous avons suivi les uns après les autres les organes sur lesquels les effets de la vieillesse se font le plus vivement sentir en donnant, chemin faisant, quelques conseils sur les points de l'alimentation ou du régime qui s'y rapportent, nous allons passer au chapitre du traitement proprement dit.

Certains trouveront peut-être ce chapitre écourté. Il est clair qu'il serait possible d'y faire entrer toute l'hygiène générale et individuelle et presque toute la thérapeutique, mais, ne pouvant tout dire, nous nous sommes borné aux grandes indications capitales concernant plus particulièrement notre sujet, en renvoyant pour chaque cas particulier nos lecteurs à leurs médecins habituels, dont nous n'avons nullement l'intention de leur conseiller de se priver, au contraire !

CHAPITRE V

TRAITEMENT.

Agents et Médicaments propres à combatre la vieillesse
Mode d'emploi.

Ceux qui nous ont lu attentivement savent déjà une partie des choses que nous allons dire dans ce dernier chapitre. Il les comprendront surtout mieux que ceux qui, par manque de patience, ne voudraient lire de cet opuscule que le dernier chapitre.

Sachant comment se produit la dégénérescence des organes, qui aboutit à la décrépitude de la vieillesse, ils se rendront bien compte de la façon dont il faut agir pour arrêter cette dégénérescence et réparer les pertes déjà faites. Sachant comment agissent les remèdes et autres moyens indiqués, ils les emploieront judicieusement et ne s'exposeront pas aux mécomptes des autres.

Pour vouloir agir trop ou trop vite, on peut ébranler un organisme déjà débile, comme un mécanicien inexpérimenté peut déterminer une explosion en voulaut surchauffer sa chaudière.

Donc, à ceux qui n'ont pas lu ce qui précède nous conseillons de « commencer par le commencement » et de ne lire les pages suivantes, qu'après les précédentes, comme il est logique de le faire.

« Jusqu'à ces dernier temps, dit le Dr Ferran, nous n'avions guère, en dehors de l'hygiène générale, de remèdes à opposer aux progrès de l'âge. Actuellement, il n'en est plus ainsi, *nous possédons des moyens faciles scientifiques, peu dispendieux,* d'obvier à cet affaiblissement sénile, »

Cette augmentation possible de notre énergie que, d'après nos expériences personnelles, j'évalue à 30 et 40 pour 100 dans l'hygièue habituelle et qui peut être portée à 200 et 300 0|0 dans la plupart des cas, n'est pas, comme on le voit, une chose à négliger. *Nos conditions de vitalité peuvent donc être augmentées dans des proportions énormes.* »

Voici quels sont ces remèdes :

STRYCHNINE. — L'un des plus précieux parmi les moyens de *retarder validement* notre *sénescence* nous est fourni par la strychnine, regardée longtemps comme un dangereux poison, mais qui, prise à dose convenable, ne mérite pas cette réputation; bien au contraire.

« Cette substance, qui est retirée de la noix vomique, possède, dit le Dr Ferran, la propriété d'exciter nos fibres nerveuses et musculaires de la même façon que l'électricité. *A doses fractionnées, c'est un médicament admirable,* car elle ne borne pas son action excitatrice au seul système nerveux et musculaire, *elle s'étend jusqu'aux parties les plus cachées de nos fibres contractiles :* fibres des glandes salivaires, sudorales, stomacales, intestinales, rénales, vésicales, génitales, artérielles et veineuses, etc., etc. Méthodiquement administré, c'est un remède *vivificateur* par excellence. »

« Nous ne prescrivons pas assez la strychnine, dit le Dr Comby, de l'hôpital Trousseau de Paris, *notamment dans les grandes dépressions de l'organisme*, quelle qu'en soit la cause. Cela tient à ce que l'on a peur de ce médicament, dont l'administration prudente n'offre aucun danger. *L'effet de la strychnine est dynamique*, est semblable à celui de l'électricité. Il ne faut pas oublier le grand névrosthénique qu'est la strychnine. »

« Il faut avant tout au vieillard, dit le Dr Ferran, un incitateur de la cellule nerveuse ganglionnaire qui préside à la nutrition et permette d'opérer les échanges qui s'y rapportent. Or, sous ce rapport, la strychnine est un agent excellent, elle agit en même temps sur la cellule cérébrale, et cette excitation est un avantage de plus, contenu dans de sages limites.

Il est certain qu'il ne faudrait pas d'emblée prendre dix ou vingt milligrammes de strychnine d'un seul coup. Ces doses seraient dangereuses et secoueraient fortement le système musculaire.

Mais des doses quotidiennes de 3 à 6 milligrammes, prises en trois fois, n'agissent plus du tout de même. Sans avoir jamais d'effets fâcheux, *elles tonifient le système nerveux et par lui l'organisme tout entier; elles lui restituent un pouvoir dynamique tout à fait remarquable*. Sous leur influence, toutes les fonctions intellectuelles et physiques s'accomplissent mieux, plus facilement, sans effort et sans dépression consécutive...

Enfin, la strychnine peut, dans certains cas, être utile pour donner à l'énergie un coup de fouet salutaire. A son défaut les pilules « Virilité » réussiront mieux et agiront plus énergiquement.

Nous allons parler un peu plus loin de la circulation et du cœur (1) ; eh bien, même sur cet organe, la strychnine agit de façon très utile pour maintenir son énergie contractile assez souvent défaillante dans la vieillesse, en dehors même de toute maladie du cœur et pour éviter de recourir aux médicaments cardiaques proprements dits,

Donc, le premier agent, à opposer aux symptômes de dépression sénile, est la strychnine à doses modérées et répétées quotidiennement ; 3 granules de 1 milligramme pour commencer, puis, progressivement, quelques-uns de plus jusqu'à 6 par jour, ce qui représenté, non pas un maximum, mais une *dose moyenne* qui, dans certains états, peut *graduellement être considérablement dépassée.*

PHOSPHATES. — Le phosphore, ou du moins les préparations dont il est la base, viennent immédiatement après la strychnine par leur importance, sur le système nerveux, d'abord, et sur la nutrition générale, ensuite, ainsi que nous l'avons longuement expliqué dans les chapitres précédents.

---

(1) Lire *Comment on défend son Cœur.*

Les meilleures parmi ces préparations sont les glycérophosphates, la lécithine et les nucléïnes (1).

Nous répétons qu'il convient de prendre alternativement l'une, puis l'autre de ces préparations, et qu'on obtiendra de la sorte le maximum des effets utiles que peuvent produire les phosphates, sans aucune tendance de l'organisme à s'y habituer ou à s'en dégoûter.

Après la strychnine et les préparations qui agissent par leurs phosphates et qui s'adressent plus particulièrement au système nerveux, nous allons passer aux médicaments dont l'action est indispensable pour les soins dont il faut entourer le cœur des candidats à la vieillesse.

Iodures. — L'athérome du cœur et des artères, nous l'avons dit plus haut, est un des plus sérieux écueils de l'homme qui vieillit. L'iodure nous fournit le meilleur, le plus efficace moyen de s'opposer à son développement et de remédier à ses ravages. Nous avons, pour appuyer notre opinion, la très grande autorité du professeur Potain, qui le conseille à la dose de 0,30 à 0,60 par jour ; les doses plus élevées n'agissent pas mieux et peuvent fatiguer ; il alterne l'iodure et l'arsenic trois semaines l'iodure et une semaine l'ar-

____

(1) Le candidat à la vieillesse doit, à moins de raisons toutes spéciales, s'abstenir de préparation à base de chaux et donner la préférence à celle qui sont à base de soude et de magnésie.

senic et ainsi de suite presque indéfiniment. Nous parlerons plus loin de ce dernier.

Il importe de se rappeler que, si la strychnine agit sur l'énergie du cœur, l'iodure, par réciprocité, combat aussi la tendance à la sclérose du système nerveux chez le vieillard. Ces deux médicaments se prêtent donc un mutuel concours pour aider ces deux organes à lutter contre les progrès de l'âge.

Enfin, les autres scléroses organiques, en particulier celle du foie et diverses autres maladies de cet organe, seront aussi avantageusement combattues par l'usage régulier de l'iodure.

La strychnine en granules se prend facilement, car son amertume est dissimulée par une légère couche de sucre. Pour l'iodure, il y a quelques précautions à prendre, si l'ont veut éviter son principal inconvénient, qui est une sensation pénible aux yeux, au nez, à la gorge, qui ressemble à un commencement de rhume de cerveau. On évitera cet inconvénient en prenant l'iodure en dragées (ou, pour ceux qui ne peuvent avaler les dragées), en solution ou sirop dans un peu de lait chaud et sucré.

Il n'est pas nécessaire, ni même utile d'en prendre de fortes doses, mais, par contre, il faut l'employer de façon presque ininterrompue, tous les jours, avec seulement quelques repos périodiques.

Nous conseillons l'emploi de l'iodure quinze jours par mois et celui de l'arsenic ou de ses dérivés pendant les quinze autres jours, en alternant indéfiniment.

Il est extrêmement important, pour éviter les inconvénients de ce médicament, de n'employer qu'un iodure parfaitement pur et privé d'iodates et autres impuretés, qui, trop souvent, l'accompagnent dans les préparations ordinaires et rendent son emploi parfois très pénible.

L'athérome étant relativement, et pour différentes raisons, plus fréquent chez l'homme que chez la femme, ce sont surtout les hommes qui doivent y avoir recours. Les femmes dont l'embonpoint est exagéré, y trouveraient cependant un moyen efficace pour lutter contre l'*épaississement*, en même temps qu'un bon agent cardiaque dont elles ont alors grand besoin.

La dose suffisante d'iodure est généralement 0,30 par jour, quand on n'est pas en présence de lésions athéromateuses avancées.

En cas contraire, la dose doit être élevée jusqu'à 0,50 ou 0,60, dose maxima conseillée par Potain. Mais, pour pouvoir se prononcer en connaissance de cause, il est absolument nécessaire que chacun s'adresse à son médecin.

Donc, *strychnine*, *phosphates* et *iodure*, voilà la *trinité médicamenteuse* qui constitue la partie dominante de la lutte contre la vieillesse. En y ajoutant l'arsenic on a tous les éléments essentiels pour cette lutte.

ARSENIC ET CACODYLATES. — L'arsenic, à côté de ces trois médicaments, joue un rôle qui n'est guère moins important. Tout d'abord, il donne au teint de la fraîcheur et de l'animation, il donne un peu d'embonpoint, toutes choses qui sont très appréciées d'une catégorie de lecteurs qui tiennent surtout aux apparences. Pour le teint frais, les yeux brillants, il sera très apprécié des dames, enfin il donnera plus de fermeté à leur gorge. Pour la stimulation organique passagère qu'il procure aux hommes, il ne sera guère moins apprécié.

Pourtant, à côté de ces avantages de surface, l'arsenic en possède d'autres plus sérieux pour le faire apprécier. La stimulation qu'il donne aux fonctions de nutrition et d'assimilation, en fait un puissant releveur des forces et de l'énergie vitale, à la condition d'être employé à doses modérées et interrompues. Cette interruption est nécessaire, car, autrement, à la longue, l'arsenic s'accumulerait dans l'organisme et amènerait des inconvénients assez sérieux. On le prendra donc dix à quinze jours par mois seulement.

Nous devons ajouter que, depuis quelque temps, on a trouvé le moyen de lui enlever une grande partie de ses propriétés dangereuses qui l'ont fait si longtemps considérer comme un poison vulgaire, ce qui rendait parfois difficile aux médecins de le faire accepter des malades.

Sous le nom de *cacodylates* et surtout de *méthylarsinate*, on donne actuellement une combinaison organique d'arsenic, dont on peut prendre une assez grande quantité sans aucun danger : 10 centigrammes par jour est une dose ordinaire. Nous la considérons comme très utile, mais aussi très suffisante chez le vieillard.

Les communications scientifiques sur les cacodylates ont fait immédiatement surgir un grand nombre de préparations ayant pour base cette substance. Toutes ne donnent pas la même sécurité, au point de vue de l'innocuité et des effets thérapeutiques.

Nous insistons sur la nécessité qu'il y a à n'employer qu'un produit très pur, dont on soit très sûr, car, avec des cacodylates impurs, il pourrait se produire des accidents, ou, du moins, des incommodités qu'il est important d'éviter (1).

Une incommodité très fréquente chez le vieillard et qui a un grand retentissement sur toute son organisation, c'est la constipation habituelle. Chez beaucoup, c'est un état presque normal. Or, cet état présente de nombreux dangers, tant par les intoxications qui peuvent en résulter, que par les congestions pouvant aboutir à l'apoplexie et parfois à une mort rapide.

Il est donc extrêmement important de combattre cet état et l'humoriste, qui a dit que la première des libertés est la « liberté du ventre » a, sous une forme plaisante, exprimé une vérité très juste.

Il faudra donc veiller à conserver cette précieuse liberté, et pour cela des milliers de moyens sont chaque jour préconisés par la grande, moyenne et petite

---

(1) Les cacodylates pris par l'estomac ont l'inconvénient de donner à l'haleine une forte odeur d'ail; ils déterminent en outre assez souvent des troubles gastrointestinaux et de la diarrhée. Le méthylarsinate *très pur* n'a pas ces inconvénients.

presse. Leur principal inconvénient à presque tous, consiste à n'obtenir une évacuation suffisante un jour, que pour voir le lendemain la constipation plus opiniâtre.

Au cours des chapitres précédents, on a pu voir qu'il y a d'autres facteurs importants de cette lutte contre la constipation.

Nous avons indiqué l'emploi d'un bon pain, doué de propriétés digestives et nourrissantes, inconnues du pain ordinaire. Ceux qui feront usage du « Meilleur pain » ne tarderont pas à s'apercevoir combien tout ce que nous avons dit est vrai, et combien ils ont à se louer de ne manger que de celui-ci.

L'emploi judicieux d'un peu de vin, surtout du champagne, pour les estomacs paresseux, a des indications et des avantages que nous avons antérieurement fait ressortir. Mais peu de vins sont aussi « truqués » que le champagne, Un vin *sincère*, quand on peut en avoir, agira, bien entendu, de façon toute différente d'un vin frelaté, ce dernier pouvant être aussi nuisible que l'autre sera utile.

Le lait, comme nous l'avons fait ressortir, n'est pas moins important pour le vieillard ; surtout pour celui dont l'estomac n'a pu résister aux trop rudes épreuves que lui ont infligé des surmenages de tous genres ; pour celui dont le cœur, les reins et le foie sont en mauvais état. Mais, pour les raisons que nous avons données, à moins d'avoir tout à fait *sous la main, à la campagne*, des animaux dont on soit sûr au point de vue de la santé, il est nécessaire de n'employer que du lait stérilisé.

L'*Électricité* dont le domaine s'étend de plus en plus, peut servir de diverses manières pour combattre la sénescence.

On pourra l'utiliser, soit en faradisations générales, sur tout le corps, pour maintenir la tonicité musculaire et nerveuse, activer la vitalité, stimuler la nutrition et, par là, régénérer les éléments et les remplacer par des cellules jeunes et vigoureuses; soit en applications locales sur les organes qui paraissent avoir plus particulièrement souffert dans leur vitalité ou leur nutrition, qui sont devenus paresseux, engourdis et, à plus forte raison, paralysés.

On pourra encore l'utiliser de la façon indiquée récemment par le Dr Leduc, à la Société d'électro-thérapie. Il conseille l'électrisation du cerveau par le courant galvanique, sous condition d'employer des électrodes de grande surface qu'on appliquera ainsi : l'électrode indifférente sera placée sur le dos ou sur l'épigastre, l'électrode active sur le front. Les effets sont alors les mêmes que ceux de l'électrisation des nerfs moteurs et sensoriels. La galvanisation négative détermine une augmentation de l'activité cérébrale. La galvanisation positive produit, au contraire, une diminution. La galvanisation cérébrale négative a pour action régulière et constante de dissiper les effets du surmenage intellectuel ; elle fait disparaître la fatigue cérébrale, rend les idées plus claires, le travail plus facile. Elle paraît utile dans presque toutes les mala-

dies cérébrales, et, à plus forte raison, le sera-t-elle
dans la sénescence, où il n'y a pas, à proprement parler,
de maladie, mais seulement une diminution de force
et de vitalité.

De son côté, M. J. Finot émet, sur les conditions de
la longévité, une théorie qui, pour humoristique qu'elle
paraisse, tout d'abord, n'est pas entièrement dépourvue
de vérité.

« L'homme, arrivé à un certain âge, dit-il, même à
un certain état d'âme, subit une sorte d'auto-suggestion de la mort. L'attente philosophique et salutaire de
l' « au-delà » cède la place à la crainte, nerveuse et
lâche, d'être séparé de la vie.

Il se nourrit de cette crainte, il s'en intoxique et il en
meurt. L'homme obsédé par cette crainte mange mal
et digère encore pis.

Si l'on était persuadé que les 70 ans qu'on a atteints
sont loin d'être la limite de notre vie, on fournirait
peut-être une carrière double. Il suffirait souvent de
reculer aux hommes les bornes de la longévité admise,
il suffirait de leur infiltrer la conviction d'une vie de
150 ans qui les attend pour qu'ils arrivassent à la
conquérir.

L'auto-suggestion qui va jusqu'à provoquer dans
l'organisme humain des blessures matérielles, nous
impressionnerait dans ce cas, d'autant plus qu'elle
réagirait plus fortement sur tout notre être, car n'oublions pas que la crainte de la mort nous prive de tout,
sans excepter la facilité de vivre. »

Tout le monde a connu des gens qui vivaient surtout

par leur *volonté de vivre*, et qui, grâce à cette volonté, arrivaient à se tirer de situation extrèmement graves, où d'autres, moins énergiquement armés de volonté, succombaient.

Envisagée à ce point de vue, la *volonté de vivre*, la *certitude* de vivre sont donc des moyens efficaces à opposer à la sénilité, et qui le seront d'autant plus qu'ils aideront considérablement l'action des autres moyens thérapeutiques destinés au même but. En effet, si, dans un organisme énergique, les médicaments s'asimilent bien, produisent mieux leur plein effet, sur les organismes abattus, moralement désemparés, rien n'agit plus ; les médications les plus énergiques restent sans effet.

Vouloir vivre, être convaincu qu'on vivra longtemps, est donc un facteur important de prolongation de virilité et d'échec à la vieillesse, dont il faut tenir grand compte.

Notre travail serait incomplet si avant d'en finir avec les médicaments et éléments susceptibles de rajeunir un organisme vieilli, nous ne parlions de deux catégories de remèdes, dont on s'est occupé beaucoup depuis quelques années, dans le monde médical et même dans le monde extra-médical, au moins dans la classe instruite de la société ; nous voulons parler : 1º de la médication par les « sérums » et 2º de la médication par les « extraits d'organes ».

Sérum. — La première part de cette idée que le sang, étant le liquide nourricier de l'organisme, sera un puissant facteur de régénération, si l'on trouve le moyen de rendre assimilable sa partie liquide, celle dans laquelle sont dissous les principaux éléments de l'énergie vitale : son sérum. On s'est donc mis à préparer des sérums avec le sang des animaux et aussi des sérums artificiels dont la composition se rapproche plus ou moins de celle du sang et appelés, les uns et les autres, « sérums physiologiques ou même sérums normaux »

Nous sommes, est-il nécessaire de le dire, à l'entière disposition des lecteurs qui voudraient nous demander des conseils à ce point de vue, pour, après explication par eux de leur état, leur indiquer le sérum qui nous paraîtra le plus approprié à leur situation.

Extraits organiques. — La seconde médication est celle par les « extraits d'organes » autrement dite, la méthode de Brown Séquard. On se souvient du bruit que fit la première communication de ce savant, sur la possibilité de *rendre à un vieillard la force et l'énergie physique et cérébrale en lui administrant les principes extraits des testicules de taureaux.*

Il est presque superflu de rappeler comment il fut traité à ce moment, par ceux-là mêmes qui sont devenus depuis, les fervents de sa méthode ! Les plus bienveillants le considèrent comme simple « gaga ». Après s'être moqué, pourtant on s'aperçut que les faits avancés par lui étaient réels, et bientôt il n'y aura pas un organe dont on ne retirera un extrait spécial pour combattre, chez l'homme, les maladies de ce même organe. On s'avise maintenant de trouver que la chose est vieille comme le monde, et que, non seulement les auteurs latins et grecs, mais de bien plus anciens, sans parler des Chinois, indiquent certaines de ces pratiques comme courantes.

La médication par les « extraits d'organes », comme celle par les sérums physiologiques, repose donc sur des fondements tout à fait sérieux.

Mais, de même pour la médication par les *sérums*, il ne saurait donc être question dans cet opuscule, d'indiquer pour tous les cas, et pour tout le monde, une préparation toujours efficace. Le choix de celle-ci étant subordonné aux conditions physiques de chacun, nous ne pouvons que répéter ce que nous disions plus haut, que nous sommes à la disposition de nos lecteurs pour leur fournir de plus complets renseignements en connaissance de cause, c'est-à-dire quand ils nous auront expliqué leur cas personnel (1).

Ce que nous pouvons leur affirmer, c'est que judicieusement choisis et employés à propos « extraits d'organes » chez les uns, « sérum » chez les autres, sont des moyens très efficaces pour remonter le courant de la décrépitude physique et intellectuelle. Mais il est nécessaire d'ajouter que, autant leur emploi judicieux est utile, autant leur administration intempestive serait

____

(1) Pour toute demande de renseignements ou pour prendre rendez-vous, nous écrire, 178, rue de Vaugirard, Paris.

funeste. A une stimulation passagère et précaire succéderait un affaiblissement plus grand et une marche plus rapide vers la décrépitude définitive.

Leur action consiste à soutenir et à relever les forces vitales de l'organisme épuisé, aussi bien du côté du système nerveux que des muscles et des divers organes; cette action se double d'un relèvement vital et organique, dans les grands processus morbides, que ce soit tuberculose, anémie, chlorose, surmenage, neurasthénie, *impuissance ou sénilité anticipée.*

Une expérience, déjà très étendue, nous a permis de constater que l'emploi de certains de ces « sérums » et « extraits organiques » a été suivi du réveil des désirs vénériens avec possibilité de les satisfaire chez des personnes à qui ils avaient été administrés pour combattre un autre de ces processus morbides. Nous avons, là-dessus, nous le répétons, de nombreuses observations et de nombreuses confidences de malades surpris et charmés de ce retour inattendu de jeunesse.

On ne saurait pourtant dire de ces produits que ce sont des aphrodisiaques vrais, c'est-à-dire des agents exerçant une excitation directe sur les organes génitaux, excitation généralement suivie d'une prostration d'autant plus considérable que leur action est plus factice.

Ces agents, au contraire, ne deviennent aphrodisiaques que par suite de leur action dynamogénique sur l'ensemble de l'organisme. Cette action amenant le retour des forces de l'individu, le réveil du sens génital en est la conséquence normale. Avec eux, ce n'est donc pas par un coup de fouet brutal que les fonctions génitales recouvrent une action factice et momentanée, mais par une amélioration réelle, durable, un relèvement général de l'organisme tout entier, qu'elles éprouvent une sorte de *réveil physiologique de leur puissance, réveil naturel et durable* d'autant mieux accueilli qu'il était moins espéré.

A côté des indications que nous appellerons «capitales» et qui précèdent, il en est une foule d'autres qui, suivant les personnes, ont leur importance, mais ne s'appliquent pas à tous.

C'est ainsi que chez ceux dont l'estomac est paresseux, la *quassine* prise avant les repas sera très utile pour réveiller l'appétit et faciliter les digestions. C'est ainsi encore que ceux dont le foie est sujet à des engorgement répétés, trouveront dans la *boldine* une sorte de spécifique de leur état. C'est ainsi, enfin, que ceux dont les reins et la vessie ne fonctionnent pas normalement, trouveront dans l'*arbutine* un remède presque infaillible à leurs maux, et tous ces états sont fréquents au déclin de l'âge.

Nous avons signalé aussi, pour l'estomac, la nécessité de certaines eaux minérales comme moyen de faciliter la digestion; les bonnes eaux de table, pas trop gazeuses, de minéralisation modérée sont nombreuses en France et le choix variera forcément avec la région habitée par le lecteur.

Enfin les questions d'hygiène générale qui sont applicables à tous les âges de la vie, le sont à bien plus forte raison chez le candidat à la vieillesse, et, ce qui n'était peut-être pas indispensable auparavant, le devient à ce moment. L'hygiène corporelle, celle de l'habitation, du costume, de l'alimentation, des exercices, des sports, des occupations, etc., doivent être l'objet d'une attention spéciale, mais il nous est impossible d'entrer dans des détails, même sommaires, sur ces divers points, sans sortir du cadre de cette étude.

C'est en tenant compte de toutes ces conditions que nous pourrons, non pas atteindre l'âge extrême auquel les lois de la nature nous avaient donné droit et que la civilisation nous a fait perdre, *mais un âge bien plus avancé que le « commun des mortels »*, tout en « portant beau » jusqu'à la fin, c'est-à-dire conservant *notre verdeur, notre vigueur physique* avec les apparances extérieures de l'âge mûr, en même temps que la pleine possession de nos facultés intellectuelles, sans lesquelles la vigueur physique serait plutôt une charge qu'un bienfait.

TABLE DES MATIÈRES

Le Mans. — Association ouvrière, 5, rue du Porc-Epic.

www.ingramcontent.com/pod-product-compliance
Ingram Content Group UK Ltd.
Pitfield, Milton Keynes, MK11 3LW, UK
UKHW022122170726
13837UKWH00003B/1310